Date _____ **Caster** _____

Name of Ritual or Spell _____

Purpose _____

Participants   **Deities Invoked**

Waxing   Full Moon   Waning

Description

Ingredients and
Equipment

Immediate feelings and effects

Follow Up

Manifestation Date _____

Results _____

Date _____ **Caster** _____

Name of Ritual or Spell _____

Purpose _____

Participants   **Deities Invoked**

Waxing   Full Moon   Waning

Description		Ingredients and Equipment

Immediate feelings and effects		

Follow Up

Manifestation Date _____

Results _____

Date _____ **Caster** _____

Name of Ritual or Spell _____

Purpose _____

Participants   **Deities Invoked**

| Waxing | | | Full Moon | | | Waning |

Description

Ingredients and
Equipment

Immediate feelings and effects

Follow Up

Manifestation Date _____

Results _____

Date _____ **Caster** _____

Name of Ritual or Spell _____

Purpose _____

Participants   **Deities Invoked**

Waxing   Full Moon   Waning

Description

Ingredients and Equipment

Immediate feelings and effects

Follow Up

Manifestation Date _____

Results _____

Date _____ **Caster** _____

Name of Ritual or Spell _____

Purpose _____

Participants   **Deities Invoked**

Waxing   Full Moon   Waning

Description

Ingredients and
Equipment

Immediate feelings and effects

Follow Up

Manifestation Date _____

Results _____

Date _____ **Caster** _____

Name of Ritual or Spell _____

Purpose _____

Participants   **Deities Invoked**

Waxing   Full Moon   Waning

Description

Ingredients and
Equipment

Immediate feelings and effects

Follow Up

Manifestation Date _____

Results _____

Date _____ **Caster** _____

Name of Ritual or Spell _____

Purpose _____

Participants   **Deities Invoked**

| Waxing | | | Full Moon | | | Waning |

Description

Ingredients and
Equipment

Immediate feelings and effects

Follow Up

Manifestation Date _____

Results _____

Date _____ **Caster** _____

Name of Ritual or Spell _____

Purpose _____

Participants   **Deities Invoked**

Waxing			Full Moon		Waning	

Description

Ingredients and
Equipment

Immediate feelings and effects

Follow Up

Manifestation Date _____

Results _____

Date _____ **Caster** _____

Name of Ritual or Spell _____

Purpose _____

Participants   **Deities Invoked**

Waxing   Full Moon   Waning

Description

Ingredients and
Equipment

Immediate feelings and effects

Follow Up

Manifestation Date _____

Results _____

Date _____   **Caster** _____

Name of Ritual or Spell _____

Purpose _____

Participants   **Deities Invoked**

Waxing			Full Moon			Waning

Description

Ingredients and
Equipment

Immediate feelings and effects

Follow Up

Manifestation Date _____

Results _____

Date _____   **Caster** _____

Name of Ritual or Spell _____

Purpose _____

Participants   **Deities Invoked**

Waxing   Full Moon   Waning

Description

Ingredients and Equipment

Immediate feelings and effects

Follow Up

Manifestation Date _____

Results _____

Date _____ **Caster** _____

Name of Ritual or Spell _____

Purpose _____

Participants   **Deities Invoked**

Waxing   Full Moon   Waning

Description

Ingredients and
Equipment

Immediate feelings and effects

Follow Up

Manifestation Date _____

Results _____

Date _____ **Caster** _____

Name of Ritual or Spell _____

Purpose _____

Participants   **Deities Invoked**

Waxing   Full Moon   Waning

Description

Ingredients and
Equipment

Immediate feelings and effects

Follow Up

Manifestation Date _____

Results _____

Date _____ **Caster** _____

Name of Ritual or Spell _____

Purpose _____

Participants   **Deities Invoked**

Waxing   Full Moon   Waning

Description

Ingredients and
Equipment

Immediate feelings and effects

Follow Up

Manifestation Date _____

Results _____

Date _____ **Caster** _____

Name of Ritual or Spell _____

Purpose _____

Participants   **Deities Invoked**

| Waxing | | | Full Moon | | | Waning |

Description

Ingredients and
Equipment

Immediate feelings and effects

Follow Up

Manifestation Date _____

Results _____

Date _____   **Caster** _____

Name of Ritual or Spell _____

Purpose _____

Participants   **Deities Invoked**

Waxing	Full Moon	Waning

Description

Ingredients and Equipment

Immediate feelings and effects

Follow Up

Manifestation Date _____

Results _____

Date _____ **Caster** _____

Name of Ritual or Spell _____

Purpose _____

Participants   **Deities Invoked**

Waxing   Full Moon   Waning

Description

Ingredients and
Equipment

Immediate feelings and effects

Follow Up

Manifestation Date _____

Results _____

Date _____   **Caster** _____

Name of Ritual or Spell _____

Purpose _____

Participants   **Deities Invoked**

Waxing   Full Moon   Waning

Description

Ingredients and Equipment

Immediate feelings and effects

Follow Up

Manifestation Date _____

Results _____

Date _____   **Caster** _____

Name of Ritual or Spell _____

Purpose _____

Participants   **Deities Invoked**

Waxing			Full Moon			Waning

Description		Ingredients and Equipment

Immediate feelings and effects	

Follow Up

Manifestation Date _____

Results _____

Date _____   **Caster** _____

Name of Ritual or Spell _____

Purpose _____

Participants   **Deities Invoked**

Waxing			Full Moon			Waning

Description

Immediate feelings and effects

Ingredients and Equipment

Follow Up

Manifestation Date _____

Results _____

Date _____   **Caster** _____

Name of Ritual or Spell _____

Purpose _____

Participants   **Deities Invoked**

Waxing	Full Moon	Waning

Description

Ingredients and Equipment

Immediate feelings and effects

Follow Up

Manifestation Date _____

Results _____

Date _____ **Caster** _____

Name of Ritual or Spell _____

Purpose _____

Participants   **Deities Invoked**

Waxing   Full Moon   Waning

Description

Ingredients and
Equipment

Immediate feelings and effects

Follow Up

Manifestation Date _____

Results _____

Date _____   **Caster** _____

Name of Ritual or Spell _____

Purpose _____

Participants   **Deities Invoked**

Waxing   Full Moon   Waning

Description

Ingredients and
Equipment

Immediate feelings and effects

Follow Up

Manifestation Date _____

Results _____

Date _____   **Caster** _____

Name of Ritual or Spell _____

Purpose _____

Participants   **Deities Invoked**

Waxing			Full Moon			Waning

Description	Ingredients and Equipment

Immediate feelings and effects	

Follow Up

Manifestation Date _____

Results _____

Date _____ **Caster** _____

Name of Ritual or Spell _____

Purpose _____

Participants   **Deities Invoked**

Waxing			Full Moon			Waning

Description

Ingredients and Equipment

Immediate feelings and effects

Follow Up

Manifestation Date _____

Results _____

Date _____ **Caster** _____

Name of Ritual or Spell _____

Purpose _____

Participants   **Deities Invoked**

Waxing   Full Moon   Waning

Description

Ingredients and
Equipment

Immediate feelings and effects

Follow Up

Manifestation Date _____

Results _____

Date _____   **Caster** _____

Name of Ritual or Spell _____

Purpose _____

Participants   **Deities Invoked**

Waxing   Full Moon   Waning

Description

Ingredients and Equipment

Immediate feelings and effects

Follow Up

Manifestation Date _____

Results _____

Date _____ **Caster** _____

Name of Ritual or Spell _____

Purpose _____

Participants   **Deities Invoked**

Waxing   Full Moon   Waning

Description

Ingredients and
Equipment

Immediate feelings and effects

Follow Up

Manifestation Date _____

Results _____

Date _____ **Caster** _____

Name of Ritual or Spell _____

Purpose _____

Participants   **Deities Invoked**

| Waxing | | | Full Moon | | Waning | |

Description

Ingredients and Equipment

Immediate feelings and effects

Follow Up

Manifestation Date _____

Results _____

Date _____   **Caster** _____

Name of Ritual or Spell _____

Purpose _____

Participants   **Deities Invoked**

Waxing		Full Moon			Waning	

Description

Ingredients and Equipment

Immediate feelings and effects

Follow Up

Manifestation Date _____

Results _____

Date _____ **Caster** _____

Name of Ritual or Spell _____

Purpose _____

Participants   **Deities Invoked**

| Waxing | | | Full Moon | | | Waning |

| Description | Ingredients and Equipment |

| Immediate feelings and effects | |

Follow Up

Manifestation Date _____

Results _____

Date _____ **Caster** _____

Name of Ritual or Spell _____

Purpose _____

Participants   **Deities Invoked**

Waxing   Full Moon   Waning

Description		Ingredients and Equipment

Immediate feelings and effects

Follow Up

Manifestation Date _____

Results _____

Date _____ **Caster** _____

Name of Ritual or Spell _____

Purpose _____

Participants   **Deities Invoked**

Waxing			Full Moon			Waning

Description	Ingredients and Equipment

Immediate feelings and effects

Follow Up

Manifestation Date _____

Results _____

Date _____ **Caster** _____

Name of Ritual or Spell _____

Purpose _____

Participants   **Deities Invoked**

Waxing   Full Moon   Waning

Description

Ingredients and
Equipment

Immediate feelings and effects

Follow Up

Manifestation Date _____

Results _____

Date _____ **Caster** _____

Name of Ritual or Spell _____

Purpose _____

Participants   **Deities Invoked**

| Waxing | | | Full Moon | | | Waning |

Description

Ingredients and
Equipment

Immediate feelings and effects

Follow Up

Manifestation Date _____

Results _____

Date _____ **Caster** _____

Name of Ritual or Spell _____

Purpose _____

Participants   **Deities Invoked**

| Waxing | | | Full Moon | | | Waning |

Description

Ingredients and
Equipment

Immediate feelings and effects

Follow Up

Manifestation Date _____

Results _____

Date _____ **Caster** _____

Name of Ritual or Spell _____

Purpose _____

Participants   **Deities Invoked**

Waxing   Full Moon   Waning

Description

Ingredients and
Equipment

Immediate feelings and effects

Follow Up

Manifestation Date _____

Results _____

Date _____ **Caster** _____

Name of Ritual or Spell _____

Purpose _____

Participants   **Deities Invoked**

Waxing	Full Moon	Waning

Description

Ingredients and
Equipment

Immediate feelings and effects

Follow Up

Manifestation Date _____

Results _____

Date _____ **Caster** _____

Name of Ritual or Spell _____

Purpose _____

Participants   **Deities Invoked**

Waxing   Full Moon   Waning

Description | Ingredients and Equipment

Immediate feelings and effects

Follow Up

Manifestation Date _____

Results _____

Date _____ **Caster** _____

Name of Ritual or Spell _____

Purpose _____

Participants   **Deities Invoked**

Waxing	Full Moon	Waning

Description

Ingredients and Equipment

Immediate feelings and effects

Follow Up

Manifestation Date _____

Results _____

Date _____ **Caster** _____

Name of Ritual or Spell _____

Purpose _____

Participants   **Deities Invoked**

Waxing			Full Moon		Waning	

Description		Ingredients and Equipment

Immediate feelings and effects

Follow Up

Manifestation Date _____

Results _____

Date _____ **Caster** _____

Name of Ritual or Spell _____

Purpose _____

Participants   **Deities Invoked**

| Waxing | Full Moon | Waning |

Description

Ingredients and
Equipment

Immediate feelings and effects

Follow Up

Manifestation Date _____

Results _____

Date _____ **Caster** _____

Name of Ritual or Spell _____

Purpose _____

Participants   **Deities Invoked**

Waxing	Full Moon	Waning

Description

Ingredients and Equipment

Immediate feelings and effects

Follow Up

Manifestation Date _____

Results _____

Date _____   **Caster** _____

Name of Ritual or Spell _____

Purpose _____

Participants   **Deities Invoked**

Waxing   Full Moon   Waning

Description

Ingredients and Equipment

Immediate feelings and effects

Follow Up

Manifestation Date _____

Results _____

Date _____   **Caster** _____

Name of Ritual or Spell _____

Purpose _____

Participants   **Deities Invoked**

| Waxing | | | Full Moon | | | Waning |

Description	Ingredients and Equipment

Immediate feelings and effects

Follow Up

Manifestation Date _____

Results _____

Date _____ **Caster** _____

Name of Ritual or Spell _____

Purpose _____

Participants   **Deities Invoked**

Waxing			Full Moon		Waning	

Description

Ingredients and
Equipment

Immediate feelings and effects

Follow Up

Manifestation Date _____

Results _____

Date _____ **Caster** _____

Name of Ritual or Spell _____

Purpose _____

Participants   **Deities Invoked**

| Waxing | | | Full Moon | | | Waning |

Description	Ingredients and Equipment

Immediate feelings and effects	

Follow Up

Manifestation Date _____

Results _____

Date _____ **Caster** _____

Name of Ritual or Spell _____

Purpose _____

Participants   **Deities Invoked**

Waxing			Full Moon			Waning

Description

Ingredients and
Equipment

Immediate feelings and effects

Follow Up

Manifestation Date _____

Results _____

Date _____ **Caster** _____

Name of Ritual or Spell _____

Purpose _____

Participants   **Deities Invoked**

Waxing			Full Moon		Waning	

Description

Ingredients and Equipment

Immediate feelings and effects

Follow Up

Manifestation Date _____

Results _____

Date _____ **Caster** _____

Name of Ritual or Spell _____

Purpose _____

Participants   **Deities Invoked**

Waxing	Full Moon	Waning

Description	Ingredients and Equipment

Immediate feelings and effects	

Follow Up

Manifestation Date _____

Results _____

Date _____ **Caster** _____

Name of Ritual or Spell _____

Purpose _____

Participants   **Deities Invoked**

| Waxing | | | Full Moon | | Waning | |

Description		Ingredients and Equipment

Immediate feelings and effects	

Follow Up

Manifestation Date _____

Results _____

Date _____ **Caster** _____

Name of Ritual or Spell _____

Purpose _____

Participants   **Deities Invoked**

Waxing   Full Moon   Waning

Description

Ingredients and
Equipment

Immediate feelings and effects

Follow Up

Manifestation Date _____

Results _____

Date _____ **Caster** _____

Name of Ritual or Spell _____

Purpose _____

Participants   **Deities Invoked**

Waxing   Full Moon   Waning

Description

Ingredients and Equipment

Immediate feelings and effects

Follow Up

Manifestation Date _____

Results _____

Date _____ **Caster** _____

Name of Ritual or Spell _____

Purpose _____

Participants   **Deities Invoked**

Waxing   Full Moon   Waning

Description

Ingredients and
Equipment

Immediate feelings and effects

Follow Up

Manifestation Date _____

Results _____

Date _____ **Caster** _____

Name of Ritual or Spell _____

Purpose _____

Participants   **Deities Invoked**

Waxing   Full Moon   Waning

Description	Ingredients and Equipment

Immediate feelings and effects	

Follow Up

Manifestation Date _____

Results _____

Date _____   **Caster** _____

Name of Ritual or Spell _____

Purpose _____

Participants   **Deities Invoked**

Waxing   Full Moon   Waning

Description	Ingredients and Equipment

Immediate feelings and effects

Follow Up

Manifestation Date _____

Results _____

Date _____   **Caster** _____

Name of Ritual or Spell _____

Purpose _____

Participants   **Deities Invoked**

Waxing   Full Moon   Waning

Description

Ingredients and Equipment

Immediate feelings and effects

Follow Up

Manifestation Date _____

Results _____

Date _____ **Caster** _____

Name of Ritual or Spell _____

Purpose _____

Participants   **Deities Invoked**

Waxing   Full Moon   Waning

Description	Ingredients and Equipment

Immediate feelings and effects

Follow Up

Manifestation Date _____

Results _____

Date _____ **Caster** _____

Name of Ritual or Spell _____

Purpose _____

Participants   **Deities Invoked**

| Waxing | | | Full Moon | | | Waning |

Description

Ingredients and
Equipment

Immediate feelings and effects

Follow Up

Manifestation Date _____

Results _____

Date _____ **Caster** _____

Name of Ritual or Spell _____

Purpose _____

Participants   **Deities Invoked**

Waxing   Full Moon   Waning

Description

Ingredients and
Equipment

Immediate feelings and effects

Follow Up

Manifestation Date _____

Results _____

Date _____ **Caster** _____

Name of Ritual or Spell _____

Purpose _____

Participants   **Deities Invoked**

Waxing			Full Moon			Waning

Description

Ingredients and
Equipment

Immediate feelings and effects

Follow Up

Manifestation Date _____

Results _____

Date _____   **Caster** _____

Name of Ritual or Spell _____

Purpose _____

Participants   **Deities Invoked**

Waxing   Full Moon   Waning

Description

Ingredients and
Equipment

Immediate feelings and effects

Follow Up

Manifestation Date _____

Results _____

Date _____ **Caster** _____

Name of Ritual or Spell _____

Purpose _____

Participants   **Deities Invoked**

Waxing	Full Moon	Waning

Description	Ingredients and Equipment

Immediate feelings and effects	

Follow Up

Manifestation Date _____

Results _____

Date _____   **Caster** _____

Name of Ritual or Spell _____

Purpose _____

Participants   **Deities Invoked**

Waxing	Full Moon	Waning

Description

Ingredients and Equipment

Immediate feelings and effects

Follow Up

Manifestation Date _____

Results _____

Date _____   **Caster** _____

Name of Ritual or Spell _____

Purpose _____

Participants   **Deities Invoked**

Waxing   Full Moon   Waning

Description	Ingredients and Equipment

Immediate feelings and effects

Follow Up

Manifestation Date _____

Results _____

Plant Name	Date Planted

Water Requirements 💧 💧💧 💧💧💧   Sunlight ☼ ◑ ●

☐ Seed   ☐ Transplant

Date	Event

Notes

Outcome

Uses

Purchased at: _____   Price: _____

Plant Name	**Date Planted**

Water Requirements 💧 💧💧 💧💧💧

Sunlight ☀ 🌤 ⚫

☐ Seed   ☐ Transplant

Date	Event

Notes

Outcome

Uses

Purchased at: _____   Price: _____

Plant Name	**Date Planted**

Water Requirements 💧 💧💧 💧💧💧

Sunlight ☀ 🌤 ⚫

☐ Seed   ☐ Transplant

Date	Event

Notes

Outcome

Uses

Purchased at: _____   Price: _____

Plant Name   **Date Planted**

Water
Requirements 💧 💧💧 💧💧💧   Sunlight

☐ Seed   ☐ Transplant

Date	Event

Notes

Outcome

Uses

Purchased at: _____ Price: _____

Plant Name	Date Planted

Water Requirements 💧 💧💧 💧💧💧   Sunlight ☀ ◐ ●

☐ Seed   ☐ Transplant

Date	Event

Notes

Outcome

Uses

Purchased at: _____   Price: _____

Plant Name   **Date Planted**

Water
Requirements 🌢 🌢🌢 🌢🌢🌢   Sunlight ☼ ☽ ●

☐ Seed   ☐ Transplant

Date	Event

Notes

Outcome

Uses

Purchased at: _____   Price: _____

Plant Name   **Date Planted**

Water
Requirements 💧 💧💧 💧💧💧   Sunlight ☀ ☼ ⚫

☐ Seed   ☐ Transplant

Date	Event

Notes

Outcome

Uses

Purchased at: _____ Price: _____

Plant Name   **Date Planted**

Water
Requirements 💧 💧💧 💧💧💧   Sunlight ☀ ☀ ●

☐ Seed   ☐ Transplant

Date	Event

Notes

Outcome

Uses

Purchased at: _____   Price: _____

Plant Name	Date Planted

Water Requirements 💧 💧💧 💧💧💧

Sunlight ☀ ◐ ●

☐ Seed ☐ Transplant

Date	Event

Notes

Outcome

Uses

Purchased at: _____ Price: _____

Plant Name	**Date Planted**

Water
Requirements 💧 💧💧 💧💧💧   Sunlight ☀ ◑ ●

☐ Seed   ☐ Transplant

Date	Event

Notes

Outcome

Uses

Purchased at: _____   Price: _____

Plant Name	**Date Planted**

Water Requirements 💧 💧💧 💧💧💧   Sunlight ☀ ☀ ⬤

☐ Seed   ☐ Transplant

Date	Event

Notes

Outcome

Uses

Purchased at: _____   Price: _____

Plant Name

Date Planted

Water
Requirements 💧 💧💧 💧💧💧

Sunlight ☀ ◐ ⚫

☐ Seed ☐ Transplant

Date	Event

Notes

Outcome

Uses

Purchased at: _____ Price: _____

| Plant Name | Date Planted |

Water Requirements 💧 💧💧 💧💧💧

Sunlight ☀ 🌤 ⬤

☐ Seed   ☐ Transplant

Date	Event

Notes

Outcome

Uses

Purchased at: _____   Price: _____

Plant Name   **Date Planted**

Water
Requirements 💧 💧💧 💧💧💧   Sunlight ☀ ◐ ●

☐ Seed   ☐ Transplant

Date	Event

Notes

Outcome

Uses

Purchased at: _____   Price: _____

Plant Name   **Date Planted**

Water Requirements   💧   💧💧   💧💧💧   Sunlight ☀ ☀ ⬤

☐ Seed   ☐ Transplant

Date	Event

Notes

Outcome

Uses

Purchased at: _____   Price: _____

Plant Name   **Date Planted**

Water
Requirements 💧   💧💧   💧💧💧   Sunlight ☀ ◑ ●

☐ Seed   ☐ Transplant

Date	Event

Notes

Outcome

Uses

Purchased at: _____ Price: _____

Plant Name	**Date Planted**

Water Requirements 🌢 🌢🌢 🌢🌢🌢   Sunlight ☀ ◑ ●

☐ Seed   ☐ Transplant

Date	Event

Notes

Outcome

Uses

Purchased at: _____   Price: _____

Plant Name   **Date Planted**

Water
Requirements   💧   💧💧   💧💧💧   Sunlight   ☀ ◑ ⬤

☐ Seed   ☐ Transplant

Date	Event

Notes

Outcome

Uses

Purchased at: _____   Price: _____

Plant Name	**Date Planted**

Water Requirements 💧 💧💧 💧💧💧   Sunlight ☀ ☽ ●

☐ Seed   ☐ Transplant

Date	Event

Notes

Outcome

Uses

Purchased at: _____   Price: _____

Plant Name   **Date Planted**

Water
Requirements ● ●● ●●●   Sunlight ☼ ☼ ●

☐ Seed   ☐ Transplant

Date	Event

Notes

Outcome

Uses

Purchased at: _____   Price: _____

Printed in Great Britain
by Amazon

82294555R00089